BEI GRIN MACHT SICH IHR WISSEN BEZAHLT

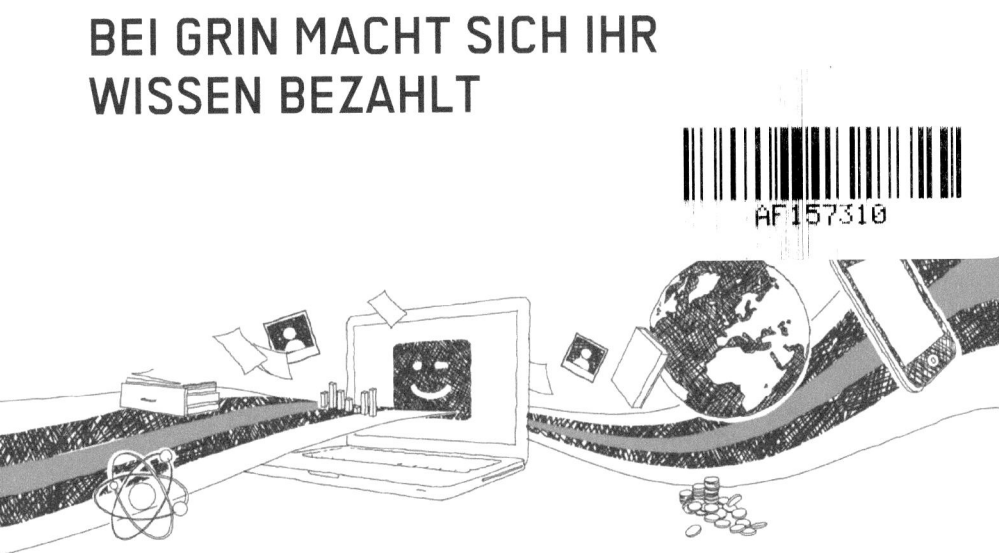

- Wir veröffentlichen Ihre Hausarbeit,
  Bachelor- und Masterarbeit

- Ihr eigenes eBook und Buch -
  weltweit in allen wichtigen Shops

- Verdienen Sie an jedem Verkauf

Jetzt bei www.GRIN.com hochladen und kostenlos publizieren

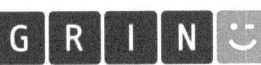

Praxisanleitung für PEG/PEJ-Sonden. Lernziele und 4-Stufen-Methode für Pflegekräfte im Anerkennungsprozess

Stefanel Bulea

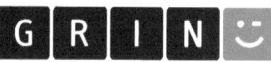

Bibliografische Information der Deutschen Nationalbibliothek:

Die Deutsche Nationalbibliothek verzeichnet diese Publikation in der Deutschen Nationalbibliografie; detaillierte bibliografische Daten sind im Internet über http://dnb.d-nb.de abrufbar.

ISBN: 9783389085431
Dieses Buch ist auch als E-Book erhältlich.

Druck und Bindung: Books on Demand GmbH, Norderstedt Germany
Gedruckt auf säurefreiem Papier aus verantwortungsvollen Quellen

Das vorliegende Werk wurde sorgfältig erarbeitet. Dennoch übernehmen Autoren und Verlag für die Richtigkeit von Angaben, Hinweisen, Links und Ratschlägen sowie eventuelle Druckfehler keine Haftung.

Das Buch bei GRIN: https://www.grin.com/document/1513308

Stefanel Bulea

Praxisanleitungsentwurf für PEG/PEJ-Sonden

Lernziele und 4 Stufen Methode

Inhaltsverzeichnis

Abkürzungsverzeichnis

PEG   Perkutane endoskopische Gastrostomie

PEJ   Perkutane endoskopische Jejunostomie

JET-PEG   oder JPEG (engl. Akronym: *„Jejunal tube through PEG")* -
               Jejunalsonde durch PEG.

PA   Praxisanleiter

B.Sc.   Bachelor der Pflegewissenschaft/ Bachelor of Science

PflBG   Pflegeberufegesetz

1 Bedingungsanalyse

1.1 Bedingungsanalyse zur Praxisanleiter

Der Praxisanleiter (PA) im Bereich der Perkutanen Endoskopischen Gastrostomie (PEG) und Perkutanen Endoskopischen Jejunostomie (PEJ) muss sowohl theoretische Kenntnisse als auch praktische Fähigkeiten beherrschen. Eine Kombination aus Fachwissen, praktischen Fertigkeiten und didaktischen Kompetenzen ist entscheidend, um Auszubildende professionell anzuleiten. Regelmäßige Weiterbildungen und klinische Erfahrung im Umgang mit PEG/PEJ, inklusive der Pflege und des Komplikationsmanagements, sind ebenso wichtig. Pädagogische Fähigkeiten helfen, Lernziele klar zu vermitteln.

Mein Name ist Stefanel Bulea, und Ich habe 2016 meinen Bachelor of Science in Nursing in Rumänien abgeschlossen. Seitdem habe ich kontinuierlich wertvolle berufliche Erfahrungen gesammelt, die meine Qualifikation als Praxisanleiter maßgeblich prägen. 2021 erhielt ich die Anerkennung meines Abschlusses in Deutschland mit der Berufsbezeichnung Pflegefachmann, was mir ermöglichte, meine Kompetenzen in einem neuen, anspruchsvollen Umfeld weiter auszubauen.

In den letzten Jahren war ich in verschiedenen Pflegebereichen tätig, unter anderem auf der Intensivstation, in der Kardiologie und vor allem in der Frührehabilitation (Phase B). Diese Tätigkeiten haben mir tiefgehende Einblicke in die komplexen Pflegebedürfnisse von Patienten mit PEG/PEJ gewährt.

Meine Erfahrung auf der Intensivstation und in der Frührehabilitation hat mir fundiertes Fachwissen und die Bedeutung von sorgfältiger Pflege und Komplikationsmanagement vermittelt, um die Lebensqualität der Patienten zu sichern.

Als Praxisanleiter vermittle ich Wissen strukturiert und praxisnah, angepasst an die Bedürfnisse der Lernenden. Durch meine Erfahrung, insbesondere mit PEG/PEJ, und meine pädagogischen Fähigkeiten bereite ich Auszubildende optimal auf die Praxis vor. Mein Ziel ist es, sowohl fachlich als auch didaktisch als Vorbild zu agieren und eine qualitativ hochwertige Pflegepraxis zu fördern.

1.2 Leitbild und Vorstellung des Krankenhauses und der Abteilung

Derzeit arbeite ich in einer Rehabilitationsklinik für Kinder, Jugendliche und junge Erwachsene mit neurologischen Störungen. Aus Datenschutzgründen wird der Name der Klinik in dieser Arbeit einfach als 'Rehaklinik' bezeichnet. In der Frührehabilitation betreue ich Patienten, die oft über PEG oder PEJ ernährt werden, wobei eine sorgfältige Pflege zur Sicherung der Lebensqualität und Vermeidung von Komplikationen zentral ist.

Das ganzheitliche Versorgungskonzept der Klinik stellt die individuelle Betreuung in den Fokus. Interdisziplinäre Zusammenarbeit zwischen Pflegekräften, Therapeuten und Ärzten gewährleistet eine auf die Bedürfnisse der Patienten abgestimmte Versorgung. Konzepte wie Basale Stimulation und Kinästhetik fördern die Eigenständigkeit der Patienten, während modernste Geräte zur sicheren Handhabung der PEG/PEJ-Systeme beitragen. Angehörige werden aktiv einbezogen, um den Übergang in die häusliche Pflege zu erleichtern. Regelmäßige Fortbildungen sichern die fachliche Kompetenz des Teams.

Vor Kurzem wurde eine neue Kollegin aus dem Kosovo begrüßt, die sich im Anerkennungsprozess befindet. Sie wird in den kommenden Monaten fachlich begleitet, um die notwendigen Kompetenzen zu erwerben. Im nächsten Unterpunkt dieses Kapitels werden ihre Einführung, die Analyse ihrer Stärken und Schwächen sowie deren Verbindung zu den Inhalten des Anleitungsentwurfs erläutert.

1.3 Bedingungsanalyse zur Pflegekraft im Anerkennungsprozess

Die neue Kollegin, die im Anerkennungsprozess steht, wird in dieser Arbeit aus Gründen des Datenschutzes gemäß DSGVO und dem Sozialgesetzbuch als "Anzuleitende" bezeichnet. Sie ist 31 Jahre alt, hat ihren Bachelor of Science in Pflegewissenschaften in Kosovo abgeschlossen und muss aufgrund der Nicht-EU-Mitgliedschaft Kosovos den Anerkennungsprozess in Deutschland durchlaufen, um als Pflegefachkraft arbeiten zu können.

Seit acht Monaten lebt die Anzuleitende in Deutschland und absolviert diesen Prozess im 'Rehaklinik', wo sie auch die abschließende Prüfung ablegen wird. Ihre theoretischen Kenntnisse im Umgang mit PEG- und PEJ-Systemen sind vorhanden.

Erfahrungen in der Versorgung von Patienten mit nasogastraler Sonde sowie mit PEG liegen vor, und die verschiedenen Arten von Sondennahrung sind bekannt. Praktische Erfahrung mit PEJ- oder JET-PEG-Systemen besteht jedoch noch nicht.

Ihre Deutschkenntnisse entsprechen dem B2-Niveau, und sie besucht regelmäßig Sprachkurse, um ihre Sprachkompetenz zu verbessern – ein wesentlicher Bestandteil ihres Anerkennungsprozesses. Eine gute Beherrschung der deutschen Sprache ist entscheidend für die Kommunikation im Pflegealltag und die korrekte Dokumentation.

Die Anzuleitende zeigt eine hohe Lernbereitschaft und besonderes Interesse an der enteralen Ernährung, insbesondere an den Unterschieden zwischen PEG und PEJ. Sie ist engagiert, stellt gezielte Fragen und zeigt großes Interesse an Themen wie der Einstellung der Ernährungspumpe, der Verabreichung von Bolusgaben und der Mobilisation von PEG-Systemen, zumal sie diese Maßnahmen bereits vor ihrer Ankunft in Deutschland durchgeführt hat.

Im Anerkennungsprozess wird sie kontinuierlich unterstützt, sowohl durch die Vermittlung theoretischer Inhalte als auch bei der praktischen Anwendung. Besonders wichtig ist die Weiterentwicklung ihrer Sprachkenntnisse, um Anweisungen sicher zu verstehen und die notwendige Dokumentation korrekt auszuführen.

Ziel ist es, sie optimal auf die Abschlussprüfung vorzubereiten, damit sie anschließend als qualifizierte Pflegefachkraft im deutschen Gesundheitssystem arbeiten kann. Ihre Kombination aus Vorerfahrung und neuen Fähigkeiten wird ihr helfen, die beruflichen Anforderungen sicher zu meistern und eine hochwertige Pflege zu gewährleisten.

1.4 Fachschule für Pflegeberufe des Krankenhauses

Das 'Rehaklinik' ist, wie bereits in Unterpunkt 1.2 erwähnt, ein spezialisiertes neurologisches Krankenhaus und Rehabilitationszentrum für junge Menschen, bietet vielfältige Ausbildungsmöglichkeiten in den Bereichen Pflege und

Heilerziehungspflege. Die dreijährige Pflegeausbildung kombiniert theoretischen Unterricht mit praxisnahen Einsätzen und ermöglicht im dritten Jahr eine Spezialisierung in Bereichen wie Psychiatrie, Rehabilitation oder Intensivpflege. Voraussetzung ist mindestens ein Realschulabschluss.

Das 'Rehaklinik' unterstützt internationale Pflegekräfte mit Schulungen und Sprachkursen für den Anerkennungsprozess und bietet Spezialisierungen wie Intensivmedizin oder Anästhesie. Durch die Verbindung von Theorie und Praxis bereitet es optimal auf komplexe Pflegeaufgaben, wie den Umgang mit PEG- und PEJ-Systemen, vor.

1.5 Bedingungsanalyse zur Pflegeempfänger

Die Pflegeempfängerin in Phase B der Frührehabilitation im 'Rehaklinik' Gailingen ist aufgrund schwerer neurologischer Defizite auf intensive medizinische und pflegerische Betreuung angewiesen. Viele Patienten benötigen wegen Schluckstörungen eine PEG- oder PEJ-Sonde zur enteralen Ernährung.

Zentrale Aufgaben sind die Hautpflege, Atemwegsmanagement und regelmäßige Kontrolle der Sondeneinstichstellen zur Infektionsprävention. Mobilisation und Physiotherapie unterstützen die körperliche Funktionalität.

Die generalistische Pflegeausbildung legt Wert auf theoretisches Wissen („Know-Why") und praktische Fertigkeiten („Know-How"), um fundierte Entscheidungen in komplexen Situationen zu ermöglichen. Eine anonymisierte Fallstudie wird vorgestellt.

Fallstudie:

Max Mustermann, Pflegegrad 5, geb. am 10.10.2005, Größe 1,65m, 55 kg

Aufnahmestatus: Sitzend im Rollstuhl, teilweise orientiert, unkooperativ, ansprechbar

Medizinischer Hintergrund: Max Mustermann ist ein 18-jähriger Patient mit einer komplexen medizinischen Vorgeschichte, die hauptsächlich durch pränatale und perinatale Komplikationen geprägt ist. Als Ungeborener erlitt er eine Toxoplasmose-Infektion, die zu einer Beteiligung des Gehirns und der Augen führte.

Er wurde in der 33. Schwangerschaftswoche geboren und musste intensivmedizinisch behandelt werden, bis er entlassen werden konnte. Nach der Entlassung kehrte er aufgrund von Komplikationen erneut ins Krankenhaus zurück. Max Mustermann hat aufgrund der Toxoplasmose eine Sehbehinderung am rechten Auge, das durch Kalzifikation geschädigt ist und keine Sehfähigkeit aufweist.

Des weiteren entwickelte er aufgrund eines Hydrozephalus eine Epilepsie, die eine antiepileptische Therapie und die Implantation eines Ventrikuloperitonealen (VP) Shunts erforderte. Seit langem ist Max Mustermann auf eine PEG-Sonde angewiesen, die im Jahr 2023 um einen jejunalen Ast (JET-PEG) ergänzt wurde, um die enterale Ernährung aufgrund seines wiederholten Erbrechens, Operationen und Blähungen sicherzustellen. Patient leidet unter Flüssigkeits-Dysphagie und ist vollständig auf die Ernährung über die PEG/PEJ-Sonde angewiesen. Nach zahlreichen Shunt-Wechseln und Bauchoperationen wurde dieser schließlich durch einen Ventrikuloatrialen (VA) Shunt ersetzt, mit dem Ziel, den JET-PEG zu entfernen und zukünftig nur noch den PEG zu verwenden.

Aktueller Gesundheitszustand

- Abdomen: Weich, mehrere alte Operationsnarben nach VP-Implantationen, reizlos. PEG mit PEJ-Ast unter Pflaster in situ. Ruhige Darmgeräusche.

- Neurologisch: Rechte Pupille weit, ohne Lichtreaktion; linke unauffällig. Erhöhter Muskeltonus an den Beinen, mit Schiefstellung und Kontrakturen. Arme normal beweglich, Beine weder aktiv noch passiv beweglich. Babinski-Reflex beidseits negativ.

- Vegetativ: Schlaf meist gut, bei Aggressivität Beruhigungsmittel nötig. Patient wird als Seitenschläfer gelagert. Vollständig immobil, Rollstuhl und Lifter nötig.

- Ernährung: Vollständige Ernährung über PEG/PEJ-Sonde, keine Nahrungsmittelallergien.

- Psychosozial: Anamnese durch Mutter aufgrund eingeschränkter Kommunikation; gelegentlich aggressiv, Beruhigungsmaßnahmen nötig.

Pflegebedarf und Besonderheiten

Max ist vollständig pflegebedürftig. Die Pflege umfasst das Management der PEG/PEJ-Sonde, die Shunt-Überwachung sowie die Pflege zur Vermeidung von Kontrakturen und Druckgeschwüren. Aufgrund gelegentlicher Aggressivität besteht das Risiko der Manipulation an der Sonde, was eine Dislokation verursachen könnte. Dies erfordert besondere Aufmerksamkeit, um die Integrität der Sonde zu gewährleisten und Komplikationen zu vermeiden.

Zusätzlich zum Arztbericht wurde Max Mustermann mit dem Barthel-Index und der Braden-Skala bewertet.

Barthel-Index

- Essen: 0 Punkte (vollständige Abhängigkeit, Ernährung über PEG/PEJ-Sonde)
- Baden: 0 Punkte (vollständig auf Hilfe angewiesen)
- Körperpflege: 0 Punkte (vollständig pflegebedürftig)
- An-/Auskleiden: 0 Punkte (vollständig auf Hilfe angewiesen)
- Stuhlgangkontrolle: 0 Punkte (vollständig inkontinent)
- Blasenkontrolle: 0 Punkte (vollständig inkontinent)
- Toilettenbenutzung: 0 Punkte (vollständig auf Hilfe angewiesen)
- Transfers (Bett-Stuhl): 0 Punkte (vollständig immobil, benötigt Lifter)
- Mobilität: 0 Punkte (vollständig auf Rollstuhl und Lifter angewiesen)
- Treppensteigen: 0 Punkte (nicht möglich)

Braden-Skala

- Sensorische Wahrnehmung: 2 Punkte (stark eingeschränkt, teilweise orientiert)
- Feuchtigkeit: 3 Punkte (gelegentlich feucht, PEG/PEJ-Management und Flüssigkeitszufuhr überwacht)
- Aktivität: 1 Punkt (bettlägerig, vollständig immobil)
- Mobilität: 1 Punkt (komplett unbeweglich)
- Ernährungszustand: 2 Punkte (vollständige enterale Ernährung)
- Reibung und Scherkräfte: 2 Punkte (teilweise Unterstützung bei Transfers erforderlich)

2 Wissenschaftliche- und Didaktische Analyse

Die Analysepunkte sind klar strukturiert für einen effektiven Lernprozess. Nach Klafkis Didaktischer Analyse zeigt die Gegenwartsbedeutung die Relevanz, die Zukunftsbedeutung die berufliche Bedeutung und die exemplarische Bedeutung verankern das Gelernte.

2.1 Gegenwartsbedeutung für den Anzuleitenden

Die Anzuleitende befindet sich in einer wichtigen Phase ihres Anerkennungsprozesses zur Pflegekraft. In der Klinik sammelt sie praktische Erfahrung mit Patienten, die auf PEG- und PEJ-Sonden angewiesen sind. Der Fall von Max Mustermann, der vollständig auf enterale Ernährung angewiesen ist, bietet ihr die Möglichkeit, den fachgerechten Umgang mit diesen Sonden zu erlernen. Obwohl sie theoretische Kenntnisse besitzt, ist der Umgang mit PEJ-Sonden neu für sie. Durch die direkte Anleitung lernt sie, Nahrung sicher zu verabreichen, die Einstichstelle zu pflegen und auf Komplikationen zu reagieren. Diese Praxis vertieft ihr Wissen und verbessert ihre Chancen auf eine erfolgreiche Anerkennung. Gleichzeitig stärkt sie ihre Kommunikationsfähigkeiten im Umgang mit neurologisch eingeschränkten Patienten.

2.2 Zukunftsbedeutung für den Anzuleitenden

Die im Umgang mit Max Mustermanns PEG/PEJ-Sonde erworbenen Fähigkeiten sind entscheidend für die zukünftige Karriere der Anzuleitenden. Die Pflege von Patienten mit enteraler Ernährung ist eine zentrale Aufgabe in der modernen Pflegepraxis. Ihre Erfahrungen im 'Rehaklinik' bereiten sie auf ähnliche Fälle in Krankenhäusern, Rehabilitationszentren, Pflegeheimen und der häuslichen Pflege vor. Das erlernte Wissen über die Pflege und Wartung von PEG/PEJ-Sonden wird ihr helfen, potenzielle Komplikationen frühzeitig zu erkennen und professionell zu handeln. Diese Spezialisierung bietet ihr zudem Perspektiven in Bereichen wie der Intensivpflege oder neurologischen Rehabilitation und eröffnet Möglichkeiten für Führungspositionen oder die Tätigkeit als Praxisanleiterin. Ihre Kompetenz im Umgang mit Sonden stärkt zudem ihre Rolle in interdisziplinären Teams und fördert ihre berufliche Entwicklung.

2.3 Exemplarische Bedeutung für den Anzuleitenden

Ein exemplarisches Beispiel für die praktische Anwendung des Gelernten könnte darin bestehen, dass die Anzuleitende an einem Tag den vollständigen Verbandswechsel durchführt. Damit der Schüler dies umsetzen kann, wurde die 4-Stufen-Anleitungsmethode verwendet, auch bekannt als VENÜK-Methode (Vormachen, Erklären, Nachmachen, Üben, Konditionieren/Kontrolle).

Der Verbandwechsel hat eine exemplarische Bedeutung für die Anzuleitende im Zusammenhang mit dem Thema Umgang mit PEG- und PEJ-Sonden, da er mehrere wichtige Aspekte der Pflegepraxis betont.

- **Kognitives Lernziel**: Beim Verbandwechsel wird Vorwissen aktiviert, indem die Anzuleitende durch ein Lehrgespräch die theoretischen Grundlagen erläutert und vertieft. Dies hilft, bereits erlernte Kenntnisse über Hygienemaßnahmen und Infektionsprotokolle zu festigen.
- **Psychomotorisches Lernziel**: Der Verbandwechsel ist eine praktische Fertigkeit, die die Anzuleitende ausführen muss. Sie lernt dabei, den Verband fachgerecht zu wechseln, was entscheidend für den sicheren Umgang mit Sonden ist.
- **Affektives Lernziel**: Der Verbandwechsel erfordert auch die richtige emotionale Herangehensweise. Im Fall von Max Mustermann, der aufgrund seiner Sehprobleme ängstlich reagiert, wenn er berührt wird, muss die Anzuleitende einfühlsam vorgehen, um Vertrauen aufzubauen und Angst abzubauen.

Der Verbandswechsel ist eine zentrale Routine im Pflegeprozess und fördert wichtige Kompetenzen gemäß dem Pflegeberufegesetz (PflBG). Die Lernende vertieft dabei ihr Wissen über Hygiene, Infektionskontrolle und pflegerische Abläufe. Zudem lernt sie den Unterschied zwischen PEG- und PEJ-Sonden, da Max Mustermann eine PEJ-Sonde hat, und kann dieses Wissen praktisch anwenden.

2.4 Kompetenzanalyse

Bei der Erstellung des Anleitungsentwurfs wurde zunächst eine Analyse der fünf Kompetenzbereiche des PflBG durchgeführt, um Lernziele zu entwickeln, die die pflegerische Handlungskompetenz der Anzuleitenden fördern. Der Fokus lag auf dem Pflegeprozess, der Kommunikation sowie organisatorischen und kooperativen Fähigkeiten.

Die Anleitung konzentrierte sich auf den Unterschied zwischen PEG und PEJ, da die Anzuleitende bereits Erfahrungen mit nasogastraler Ernährung und PEG hat. Der Pflegeprozess, mit Schwerpunkt auf Prävention (Kompetenzbereich I), bildet die Grundlage der kognitiven Lernziele, um mögliche Komplikationen einer PEJ zu verhindern.

Die Anzuleitende soll Indikationen für PEG und PEJ vergleichen und die Pflege einer PEJ-Sonde beherrschen. Zudem muss sie die Regeln zur Medikamentengabe über Sonden kennen (Kompetenzbereich I). Aufgrund der Sehstörungen des Patienten Max Mustermann, die zu Unruhe führen, ist Empathie (Kompetenzbereich II) wichtig, um seine Ängste zu verstehen und Unbehagen während des Verbandwechsels zu vermeiden.

2.5 Learning Outcome

Die Anzuleitende kann den sicheren und hygienischen Umgang mit PEG- und PEJ-Sonden durchführen, **indem sie** die unterschiedlichen Pflegeanforderungen der beiden Sondenarten erlernt und in der Praxis umsetzt, **um später** eigenständig die Sondenversorgung sicherzustellen und individuell auf die Bedürfnisse der Patienten einzugehen.

Im Kapitel 3 werden die spezifischen Lernziele und Inhalte strukturiert in einer tabellarischen Übersicht dargestellt. Dabei werden auch die eingesetzten Methoden und Medien erläutert, die zur Erreichung dieser Ziele beitragen. Diese systematische Aufbereitung ermöglicht eine kontinuierliche Begleitung und Evaluation des Lernprozesses, um sicherzustellen, dass alle relevanten Kompetenzen erfolgreich vermittelt werden.

2.6 Integration in den Pflegeprozess

Phase 1: Informationssammlung

Die Anzuleitende sammelt umfassende Informationen über den Gesundheitszustand von Max Mustermann, wobei ein besonderer Fokus auf seine PEG/PEJ-Sonde gelegt wird. Dazu gehören unter anderem seine medizinische Vorgeschichte, die Toxoplasmose, Dysphagie, Hydrozephalus, Sehbehinderung, Epilepsie sowie mehrere Operationen umfasst, die schließlich zur Anlage der PEG-Sonde und später zur Ergänzung durch den jejunalen Ast (PEJ) führten.

Die aktuelle Situation der Sonde ist ebenfalls von Bedeutung. Die PEG/PEJ-Sonde befindet sich in situ, wird für die vollständige Ernährung verwendet und muss regelmäßig gespült und überwacht werden. Ein erhöhtes Risiko für Komplikationen wie Verstopfung oder Infektionen besteht dabei.

Phase 2: Erkennen von Problemen und Ressourcen

Die Anzuleitende erkennt wesentliche Pflegeprobleme im Umgang mit der PEG/PEJ-Sonde, wie das erhöhte Infektionsrisiko an der Einstichstelle, Verstopfungen und Dislokation durch enterale Ernährung. Max Mustermanns gelegentliches aggressives Verhalten erhöht das Risiko der Manipulation und somit einer Dislokation der Sonde, was seine Ernährung gefährden könnte. Als Ressourcen stehen die Unterstützung der Mutter und der stabile Zustand des Abdomens zur Verfügung. Max ist kognitiv teils orientiert und ansprechbar, was für die Pflegeplanung von Bedeutung ist.

Phase 3: Festlegen der Pflegeziele

Die Anzuleitende setzt Pflegeziele, die den sicheren Umgang mit der PEG/PEJ-Sonde gewährleisten, mit besonderem Fokus auf Infektionsprophylaxe, Schmerz- und Unwohlsein Management sowie die Vermeidung von Dislokationen. Ein zentrales Ziel ist die Infektionsvermeidung durch sterile Verbandswechsel an der Einstichstelle, begleitet von regelmäßiger Überwachung auf Anzeichen einer Infektion wie Rötungen oder Schwellungen.

Da Max Mustermann unter Sehstörungen leidet, ist ein effektives Schmerzmanagement entscheidend, um sein Wohlbefinden zu fördern und Ängste zu lindern. Die korrekte Mobilisation der PEJ-Sonde minimiert das Dislokationsrisiko. Bei Aggressionsschüben unterstützt die Mutter, um Manipulationen an der Sonde zu verhindern.

Phase 4: Planung der Maßnahmen

Infektionsprophylaxe: täglich sterile Verbandswechsel durchgeführt und Infektionszeichen wie Rötungen oder Schwellungen frühzeitig erkannt und dokumentiert werden.

Schmerz- und Unwohlsein Management: Max Mustermann soll während der Pflegeprozeduren angstfrei und schmerzarm sein, indem er über die einzelnen Schritte informiert wird und seine Schmerzen regelmäßig bewertet und behandelt werden.

Vermeidung von Dislokationen: Die PEJ-Sonde soll in der korrekten Position bleiben, indem regelmäßige Kontrollen durchgeführt und Mobilisationstechniken angewendet werden, die eine Dislokation verhindern.

Früherkennung von Infektionszeichen: Mögliche Infektionen sollen frühzeitig erkannt werden, indem dreimal täglich Vitalzeichen kontrolliert und Angehörige in der Beobachtung von Infektionssymptomen geschult werden.

Einbeziehung der Mutter und Angehörigen: Die Mutter und Angehörigen sollen in der Lage sein, die Sondenpflege selbstständig durchzuführen und Auffälligkeiten rechtzeitig zu melden.

Phase 5: Durchführung der Pflege

Die Durchführung der Maßnahmen erfolgte nach einer Reflexion der Pflegeziele und des gesamten Pflegeprozesses. Der Verbandwechsel wurde als exemplarische Handlung im Rahmen der Pflegeplanung umgesetzt und durchgeführt, da er eine zentrale Rolle in der Infektionsprophylaxe spielt und das sichere Management der PEG/PEJ-Sonde veranschaulicht.

Phase 6: Beurteilung der Angemessenheit

Die Wirksamkeit der Pflegemaßnahmen wird regelmäßig überprüft. Die Funktionsfähigkeit der PEG/PEJ-Sonde, mögliche Infektionszeichen an der Einstichstelle sowie die Verabreichung von Sondennahrung werden überwacht, um Komplikationen wie Verstopfungen zu vermeiden.

Manipulationen der Sonde werden verhindert, und das Verhalten des Patienten wird beobachtet, um frühzeitig einzugreifen. Sollte eines der Pflegeziele nicht erreicht werden, erfolgt eine Anpassung der Maßnahmen gemäß Phase 2 des Pflegeprozesses (Erkennen von Problemen und Ressourcen).

2.7 Methodische Entscheidung analysieren

Die Anleitung zum Thema PEG- und PEJ-Sonden wurde auf Basis der 4-Stufen-Methode (VENÜK-Methode) durchgeführt, um den Lernprozess der Anzuleitenden gezielt zu strukturieren. Aufgrund des vorhandenen Vorwissens der Anzuleitenden über Ernährungssonden dauert die Anleitung 1 Stunde und 30 Minuten, inklusive einer Reflexionsphase. Diese Methode unterstützt sowohl die Vermittlung von Wissen als auch die praktische Umsetzung und Reflexion der Pflegehandlungen.

Vormachen (V): Zu Beginn wurde der Anzuleitenden die richtige Durchführung des Verbandswechsels und der Sondenpflege exemplarisch demonstriert. Dabei lag der Fokus auf der Anwendung hygienischer Maßnahmen und der sicheren Handhabung der PEG/PEJ-Sonde.

Erklären (E): Während des Vormachens wurden alle Schritte detailliert erläutert, um das kognitive Lernziel zu fördern. Dies half der Anzuleitenden, die theoretischen Hintergründe der Sondenpflege sowie mögliche Komplikationen, wie Infektionen und Dislokationen, zu verstehen.

Nachmachen (N): Die Anzuleitende führte den Verbandswechsel und die Sondenpflege unter Anleitung durch, wobei der Schwerpunkt auf dem psychomotorischen Lernziel lag. Dies ermöglichte ihr, die erworbenen Fertigkeiten praktisch umzusetzen und zu festigen.

Üben und Korrigieren (ÜK): In der letzten Phase übte die Anzuleitende die Pflegemaßnahmen selbstständig. Dabei wurden gezielt Rückmeldungen gegeben, um Fehler zu korrigieren und ihr affektives Lernziel zu unterstützen, insbesondere im Umgang mit dem Patienten und seiner emotionalen Situation.

Durch die Kombination von kognitiven, psychomotorischen und affektiven Lernzielen ermöglichte die 4-Stufen-Methode eine ganzheitliche und nachhaltige Lernanleitung.

Für eine optimale Lesbarkeit ist das folgende Kapitel im Querformat dargestellt.

Es enthält den Anleitungsentwurf in tabellarischer Form, der die notwendigen Inhalte, Methoden und Medien für die Durchführung der Anleitung beschreibt.

3 Anleitungsentwurf für den Umgang mit PEG/PEJ-Sonden als Tabelle

Lernziele	Inhalte	Methoden	Medien
Schülerin nennt 4 **Indikationen für eine PEG** **und vergleicht mit dem Fall** **von Max Mustermann**	**Indikationen für eine PEG-Sonde** • Schluckstörungen (Dysphagie): • Langzeiternährung • Bewusstseinsstörungen • Magen-Darm-Störungen **Vergleich mit Max Mustermann** • Dysphagie: Max hat eine Flüssigkeits-Dysphagie, was die PEG notwendig macht. • Langzeiternährung: Er ist vollständig auf die enterale Ernährung angewiesen. • Neurologische Probleme: Max hat Epilepsie und Hydrozephalus, was seine Ernährung erschwert. • Magen-Darm-Komplikationen: Aufgrund von Erbrechen und Blähungen wurde die PEG mit einem jejunalen Ast ergänzt.	- Zeigen - Lehrgespräch - Wiederholung - Selbständige Recherche	- Fallbeispiel - Lernkarten - Lernvideos - Vortrag/Präsentation - Fachliteratur

Lernziele	Inhalte	Methoden	Medien
Anhand der Fallstudie von Max Mustermann erklärt die Anzuleitende die Indikationen einer PEJ.	**Perkutane endoskopische Jejunostomie** Definition: Bei einer PEJ wird die Sonde direkt durch die Bauchdecke in das Jejunum eingeführt, ohne den Magen zu durchlaufen. Die PEJ wird vor allem bei Patienten eingesetzt, nach einer Magenresektion oder bei schweren Magenerkrankungen, die eine Ernährung über den Magen unmöglich machen. **Vergleich mit Max Mustermann** - Chronisches Erbrechen: Max entwickelte nach seinen Shunt-Operationen wiederholtes Erbrechen, weshalb die PEJ nötig wurde. - Magen-Darm-Probleme: Aufgrund von Blähungen und anderen Verdauungsstörungen wurde zusätzlich zur PEG ein jejunaler Ast (PEJ) eingeführt, um die Nahrung direkt in den Dünndarm zu leiten und so den Magen zu umgehen.	- Zeigen - Lehrgespräch - Wiederholung - Selbständige Recherche	- Vortrag/Präsentation - 3D Anatomische Modelle - Patientenunterlage - Anatomische Modell - Röntgenbilder

Lernziele	Inhalte	Methoden	Medien
Anzuleitende erläutert die Mobilisation bei einer PEG-Sonde und einer PEJ Sonde	PEG- und PEJ-Sonden werden vor der Desinfektion mobilisiert, um Infektionen zu vermeiden, indem Sekret oder Schmutz unter der Sonde entfernt wird. - **PEG-Sonde** wird etwa 2–3 cm hoch und heruntergezogen. Zudem kann die Sonde vorsichtig um 360 Grad gedreht werden, um ein Einwachsen der Sonde in das Gewebe zu verhindern. - **PEJ-Sonde** darf nur vorsichtig etwa 1–2 cm hoch- und heruntergezogen werden, um eine Dislokation zu vermeiden. Eine Rotation der PEJ-Sonde ist nicht empfohlen und gilt als Pflegefehler, da sie das Risiko einer Verschiebung der Sonde im Dünndarm erheblich erhöht. Eine unsachgemäße Bewegung kann schwerwiegende Komplikationen verursachen.	- Zeigen - Lehrgespräch - Wiederholung - Reflexion - Fallbeispiel	- Fachliteratur - Fallbeispiele in schriftlicher Form - Lernvideos - Lernkarten - Fallstudien in schriftlicher Form - Übersichtstabellen

Lernziele	Inhalt	Methoden	Medien
Anzuleitende nennt 10 Regeln bei der Medikamentengabe über Nahrungssonden	Bei der Medikamentengabe über Sonden sind wichtige Regeln zu beachten. - **Keine Mischung von Medikamenten im Mörser** um chemische Reaktionen zu vermeiden. - **Medikamente erst kurz vor der Applikation mörsern** um Wirkstoffverluste zu verhindern. - **Medikamente getrennt verabreichen:** Flüssige und feste Medikamente werden separat verabreicht, um Wechselwirkungen zu vermeiden. - **Keine Mischung mit Sondenkost** um eine gleichmäßige Wirkstoffverteilung zu gewährleisten. - **Medikamente direkt in der Spritze auflösen:** Tabletten werden in Wasser in der Spritze aufgelöst und kräftig geschüttelt, um Ablagerungen zu vermeiden.	- Zeigen - Lehrgespräch - Wiederholung - Reflexion - Selbständige Recherche	- Fachliteratur - Gebrauchsinformation des Arzneimittels - Mörser - Nahrungsspritze

Lernziele	Inhalt	Methoden	Medien
	- **Tabletten und Kapseln** nur bei Suspendierbarkeit verwenden: Tabletten, die schnell in Wasser zerfallen, sind geeignet. Kapseln dürfen nur nach Absprache geöffnet werden.		
	- **Keine Filmtabletten und Dragees mörsern**: Diese dürfen nicht zerkleinert werden, da sie erst im Darm wirken sollen.		
	- **Keine retardierten Medikamente über PEG**: außer retardierte Pellets in Kapseln, die geöffnet, aber nicht gemörsert werden.		
	- **Weichgelatinekapseln und Brausetabletten**: Weichgelatinekapseln können aufgelöst werden, Brausetabletten dürfen nach dem Entweichen der Kohlensäure verabreicht werden.		
	- **Sonde vor und nach der Medikation spülen**: Zwischen Medikamentengaben sollten 5–10 ml Flüssigkeit nachgespült werden, um die Sonde freizuhalten.		

Lernziele	Inhalte	Methoden	Medien
Anzuleitende bereitet die Materialien für den Verbandwechsel vor	**Notwendige Materialien für den Verbandwechsel einer PEG/PEJ** - Desinfektionsmittel für Hautdesinfektion - Unsterile Handschuhe, Sterile ES Kompressen und Schlitzkompressen - Großen Fixierpflaster (12x15cm) - Abfallbehälter für medizinischen Müll - NaCl 0,9% zum Lösen von Verkrustungen - Schere (steril oder desinfiziert): - Sterile Wattestäbchen – Für eine präzisere Reinigung der Einstichstelle, insbesondere in schwer zugänglichen Bereichen. - Steriler Verband – Für die Abdeckung der Wunde, wenn nötig. - In der Regel werden je nach Zustand der Einstichstelle hydroaktive Verbände oder sterile Kompressen verwendet.	- Vor und nach machen - Simulations-Training - Feedback Gespräch - 4 Stufe Methode	- Vorbereitung von Materialien - Üben - Checkliste Training

Lernziele	Inhalte	Methoden	Medien
	Zusätzliche Materialien (bei Bedarf) - Wundbeobachtungsbogen - Wundlineal und Fotoapparat - Gelber Schutzkittel bei Patienten mit multiresistenten Erregern (z.B. MRSA oder VRE)		
Anzuleitende führt selbständig den Verbandwechsel durch	- Patient informieren vor Durchführung - Hände waschen und desinfizieren. - Einmalhandschuhe anziehen. - Den alten Verband vorsichtig ablösen und entsorgen. - Die äußere Halteplatte öffnen und die Ernährungssonde aus der Halteplatte lösen. - Die Halteplatte von der Bauchdecke wegschieben, sodass ausreichend Platz für die Reinigung des Magen Stomas vorhanden ist. - Einmalhandschuhe ausziehen und entsorgen. - Gründliche Inspektion des Stoma und der Haut um das Stoma durchführen.	- Vor und nach machen - Simulations-Training - Feedback Gespräch - 4 Stufe Methode	- Pflegepuppe oder anatomisches Modell - Lernkarten - Checklisten - Alle Materialien, die verwendet werden müssen - Fotos von unterschiedlichen Zuständen - Lehrvideos - Wundleitfaden

Lernziele	Inhalt	Methoden	Medien
	- Pflasterreste ggf. mit NaCl 0,9% entfernen.		
	- Hände desinfizieren und frische		
	- Einmalhandschuhe anziehen.		
	- Die Halteplatte, den Sondenschlauch und die		
	- Umgebung des Magen-Stomas mit		
	Hautdesinfektionsmittel besprühen und mit		
	einer Kompresse im Halbkreis von innen nach		
	außen reinigen.		
	- Den Sondenschlauch und die Halteplatte mit		
	einer Kompresse reinigen.		
	- Sonde mobilisieren		
	- Das Stoma, die Sonde und die Halteplatte		
	erneut mit Hautdesinfektionsmittel besprühen		
	und entsprechend den Vorgaben des Herstellers		
	einwirken lassen.		

Praxisanleitung in der Pflege 2024

Lernziele	Inhalt	Methoden	Medien
	- Eine Schlitzkompresse um die Ernährungssonde legen. - Die Halteplatte unter leichtem Zug auf der Bauchdecke fixieren (mit leichtem Spielraum von 5 - 10 mm zwischen Halteplatte und Bauchdecke). - Die äußere Halteplatte mit einer Kompresse abdecken. - Handschuhe ausziehen - Sonde und Kompressen mit einem Pflaster fixieren - korrekte Entsorgung des Materials - Zum Schluss noch mal Hände waschen und desinfizieren - Dokumentation nach dem Verbandwechsel – - Datum und Uhrzeit, Zustand der Wunde und Einstickstelle		

Lernziele	Inhalte	Methoden	Medien
	Beim Verbandwechsel werden die Anzeichen einer möglichen Infektion an der PEG- oder PEJ-Einstichstelle überprüft. Diese Anzeichen können folgende sein: - Rötung und Überwärmung der Haut um die Einstichstelle herum, - Schwellung oder Verhärtung im Bereich der Einstichstelle. - Schmerz, Eiter oder andere abnormale Sekretbildung (z.B. gelblich, grünlich) aus der Einstichstelle. - Geruchsentwicklung, wenn Wundsekrete schlecht riechen. - Blutung oder andere ungewöhnliche Flüssigkeitsabsonderungen. - Fieber - Verhärtung oder Gewebeschwellung rund um die PEG/PEJ-Sonde.		

Lernziele	Inhalt	Methoden	Medien
Anzuleitende nimmt dem Patienten die Angst vor dem Verbandwechsel	**Angst** ist ein natürliches Gefühl, das als Reaktion auf eine bedrohliche oder unangenehme Situation auftritt. Sie kann sowohl körperliche (z.B. Schwitzen, Zittern) als auch emotionale Reaktionen (z.B. Nervosität, Sorgen) auslösen. Bei Patienten in der Pflege kann Angst vor Schmerzen oder Unsicherheit oder während medizinischer Eingriffe entstehen. - Patienten, wie Max Mustermann, könnten aufgrund ihrer komplexen medizinischen Vorgeschichte (z.B. viele Operationen, Immobilität, Sehbehinderung) Angst vor schmerzhaften Eingriffen, Unbehagen oder dem Gefühl des Kontrollverlusts beim Verbandwechsel entwickeln. - Besonders bei Max, der gelegentlich unkooperativ ist und Aggressivität zeigt, kann Angst eine Rolle spielen, was die Situation erschweren könnte.	- Rollenspiel - Reflexion - Gespräch - Patient-aufklärung	- Sprache (Stimme) - Monitor-überwachung (falls möglich, Herzfrequenz, Blutdruck, Sauerstoffsättigung) - Fachliteratur über die Psychologie der Patienten

Lernziele	Inhalte	Methoden	Medien
	Strategien zur Reduzierung von Angst beim Verbandwechsel		
	- Kommunikation: Klare Erklärungen der Schritte und Beruhigung, dass der Eingriff sanft erfolgt.		
	- Sanfte Berührung: Behutsames Anfassen, um Vertrauen zu stärken und den Patienten nicht zu erschrecken.		
	- Ablenkung: Musik, Gespräche oder Entspannungstechniken zur Beruhigung.		
	- Vertrauen: Durch regelmäßige Betreuung und einfühlsame Pflege Vertrauen aufbauen.		
	- Schmerzmanagement: Bei erwarteten Schmerzen rechtzeitig über Schmerzmittel sprechen und ärztlich abklären.		

4 Literaturverzeichnis

Bücher

- Daumann, S. (2018). Wundmanagement und Wunddokumentation, Kohlhammer. 5. Auflage

- Kalde, S., Vogt, M., & Kolbig, N. (2002). Enterale Ernährung München. Urban & Fischer. 3. Auflage

Richtlinien

- Gesundheitsverbund Landkreis Konstanz GmbH. (2020). Pflege-Assesment-Skalen (Risikoenschätzungs-Skalen). Gesundheitsministerium Baden-Württemberg.

Internetquellen

- https://www.pflege.de/leben-im-alter/ernaehrung/enterale-ernaehrung/

- https://dolpedia.de/infothek/detail/47-verbandswechsel-sonde-und-sondenpflege-anleitung-und-tipps

Videos

- https://www.youtube.com/watch?v=dN0JVsANigY

- https://www.youtube.com/watch?v=HSBIGJIE6rU

- https://www.youtube.com/watch?v=AxZX5idp4kk

- https://www.youtube.com/watch?v=NwIjPUuS66E

- https://www.youtube.com/watch?v=DZk1IoFS300